Pietro Archiati

Was ist Reinkarnation und Karma?

Denkanregung für den Suchenden

VERLAG AM GOETHEANUM

Dem Text liegt ein Vortrag zum Thema «Die Wiederverkörperung: ihre kulturelle Bedeutung an der Jahrtausendwende» zugrunde, den der Autor am 20. Februar 1998 in der Wiener Stadthalle gehalten hat.

2. Auflage 1998

Einbandgestaltung von Gabriela de Carvalho

Satz: Heiko Hanekop
Herstellung: Freiburger Graphische Betriebe

ISBN 3-7235-1027-2

Inhalt

Was ist Reinkarnation und Karma?

Denkanregung für den Suchenden

Mit den folgenden Ausführungen möchte ich beim Leser eigene Gedanken anregen. Es geht mir nicht darum, ihn zu überzeugen – das wäre ein anmaßendes Unterfangen. Was ich hingegen tun kann und möchte, ist, meine eigenen Überzeugungen darzulegen, so daß jeder denkerisch dazu Stellung beziehen und sich damit auseinandersetzen kann. Wenn ich den Leser von gar nichts überzeugen möchte, so gibt mir dies um so mehr Freiheit, offen meine Gedanken auszusprechen.

Es geht um die große Frage, ob der Mensch nur einmal lebt – so hat es das Abendland immer spontan empfunden oder gedacht, und diese Überzeugung ist auch in die Kultur des Christentums eingegangen –, oder ob jeder von uns, jedes Menschenwesen, in seiner Gesamtentwicklung mehrmals die Möglichkeit bekommt, sich einen irdischen Leib aufzubauen und dieses Wunderbare des Lebens durchzumachen (ich nenne es hier zunächst so, auch wenn manch einer es für weniger wunderbar halten mag). Es gibt ja immer wieder Menschen, die sagen: Nein, *ein* Leben genügt – und oft sind das interessanterweise die Menschen, die dann nur ja nicht so schnell sterben möchten: Eines ist es, was man sagt, und ein anderes, was man empfindet.

Immer mehr Menschen stellen die Frage nach der Wiederverkörperung

In den östlichen Religionen hat man immer die Überzeugung gehabt, daß der Mensch zu wiederholten Malen lebt, in manchen Religionen bekanntlich sogar, daß der Mensch ewig wiederkehrt. Wir werden sehen, daß dies keine christliche Auffassung sein kann: daß sich etwas ewig gleich wiederholt, daß alles nur zyklisch ist. Wir werden sehen, daß es auch eine lineare Entwicklung gibt. Durch die Tatsache, daß die Menschheit und die ganze Erde in der letzten Zeit zunehmend zu einer Einheit verschmolzen werden, ist das Gespräch zwischen Ost und West immer intensiver geworden, und es gibt daher im Westen immer mehr Menschen, die diese Frage stellen. Wenn man fünfzig oder sogar hundert Jahre zurückgeht, sieht man, daß diese Frage damals in der westlichen Kultur noch kaum gestellt wurde. – Welche kulturellen Hintergründe hat die Tatsache, daß es in letzter Zeit immer mehr Menschen gibt, die diese *Frage* stellen – unabhängig davon, daß es auch immer mehr Menschen gibt, die auch von Reinkarnation *überzeugt* sind?

Es kann, so denke ich, sehr leicht sein, von Reinkarnation überzeugt zu sein, wenn diese Überzeugung mehr eine *Glaubensüberzeugung* bleibt. Viele Menschen sagen: Ich glaube an Reinkarnation. Gut, antworte ich, aber ich möchte an Reinkarnation nicht glauben. Die Frage, ob es Reinkarnation gibt, möchte ich mit meinem Denken angehen, ich möchte Erkenntnis darüber erlangen. Ich möchte es zunächst als Hypothese betrachten, um dann zu sehen, ob zum Beispiel viele unerklärte Phänomene des Lebens für das Menschendenken erklärbar werden. Auch der traditionelle christliche Glaube steht an dieser Schwelle einer notwendigen Erneuerung, weil die Kräfte des Glaubens sich vertiefen möchten – *vertiefen* wohlgemerkt, und zwar durch Erkenntnis.

Was unsere Vorfahren geglaubt haben, zunächst rein mit den Kräften des Gemütes, ist etwas sehr Schönes; jetzt aber entsteht immer mehr die Sehnsucht, das, was man in der Vergangenheit mit dem Herzen angegangen ist, darüber hinaus auch mit dem Denken, mit der Erkenntnis anzugehen. Und es stellt sich heraus, daß die Erkenntnis kein Gegensatz zum Glauben ist: Wenn der Glaube echter Glaube ist und die Erkenntnis wahre Erkenntnis, dann vertiefen sie sich gegenseitig. Man kann dasjenige, was man besser erkennt, um so tiefer glauben, weil der Dinge, die man nicht versteht, immer mehr werden, je weiter man in der Erkenntnis fortschreitet. Und umgekehrt: Man kann dasjenige, was man zunächst geglaubt hat, um so tiefer erkennen, weil der Mensch nur dasjenige wirklich erkennen kann, was er zunächst liebt und verehrt.

Nicht nur die Begegnung mit den Religionen des Ostens, wo die Aussage gemacht wird, daß der Mensch immer wieder auf die Erde zurückkommt, bringt uns kulturell dazu, diese Frage offen zu stellen und Gedanken darüber miteinander auszutauschen, sondern auch noch ein anderer Aspekt unserer Kultur: Immer mehr Menschen meinen, Erinnerungen an ihre vergangenen Leben zu haben. Wollen, ja können wir ihnen das glauben? – Es gibt zahlreiche Bücher darüber, daß Menschen herunterkommen und sagen: Ich habe genaue Erinnerungen daran, wo ich das letztemal war. So erkennt ein Mensch, der sagt, er sei Anne Frank gewesen, die Orte, an denen sie lebte, wieder. Oder man denke an Formen der Therapie durch Rückführung von Menschen in vergangene Leben: Ohne darüber zu urteilen, ob die dabei gewonnenen Erkenntnisse immer objektiv und derartige Methoden prinzipiell zu befürworten sind, sei hier nur die Tatsache als Phänomen festgestellt, also das Bedürfnis, durch Rückführung sogar auf vergangene Lebensläufe zurückzugreifen.

Man nehme – ein anderes Beispiel – die Psychologie. Die große kulturelle Errungenschaft der modernen Psychologie, so könnte man sagen, ist, daß sie uns daran gewöhnt hat, die Ursächlichkeit für die Phänomene der Seele komplizierter zu sehen, also nicht so naiv zu sein, beispielsweise zu denken, wenn ein Mensch mit 40 Jahren Probleme hat, dann müßten die Ursachen im 39. Lebensjahr liegen. Die Psychologie hat uns längst davon überzeugt, daß dies so einfach nicht ist, daß man viel weiter zurückgehen muß (möglichst weit in die frühe Kindheit), um festzustellen: Da sind die Würfel gefallen – dort liegen die ersten Ursachen – hier hat die entscheidende Prägung stattgefunden. Ich kann unmöglich verstehen, was etwa bei einem Menschen von 45 Jahren an Krankheiten oder an psychologischen Ungereimtheiten vorliegt – es sei denn, ich weiß, was da in den allerersten Jahren geschehen ist.

Nun gibt es zunehmend Menschen, die fragen: Warum hört man bei der Kindheit auf? Warum geht man nicht weiter? Weshalb interessiert man sich nicht für das, was *vor* der Geburt geschieht? Im christlichen Abendland erfolgt hierauf die Antwort: Halt! Vor der Geburt beziehungsweise vor der Empfängnis gibt es doch den Menschen noch gar nicht, denn der Mensch wird erst göttlich erschaffen, wenn der Leib entsteht. Aber, so fragen manche Menschen weiter, muß das so stimmen, daß, wo zwei Menschen den Zeugungsakt vollziehen, die Gottheit unbedingt eine Seele dazuschaffen muß? – Man hat jahrhundertelang spontan so gedacht. Heute aber gibt es immer mehr Menschen, die da Fragen stellen.

Man sieht also, wie viele kulturelle Faktoren: Begegnungen mit dem Osten, Erinnerungen, Rückführungen, die Psychologie, die bis zu den Ereignissen der Geburt zurückgeht – wie vieles uns dazu bringt, diese Frage ganz bewußt und offen von allen Seiten anzugehen, und nach allen Seiten hin wird sich zeigen, daß diese Fragen doch sehr komplex sind.

Wenn einem das eigene Schicksal nicht gefällt ...

Zwei weitere Aspekte unserer Kultur möchte ich zusammenfassend noch erwähnen – man könnte unendlich viel über diese Dinge sagen –, die uns dezidiert dazu bringen, diese Frage zu stellen: Es ist die Art und Weise, wie der Mensch heute zu seiner Vergangenheit Stellung nimmt, und die Art und Weise, wie sich der heutige Mensch gegenüber seiner Zukunft verhält.

Was die Vergangenheit betrifft, gibt es immer mehr Menschen, die sich gegen ihre frühere Prägung auflehnen und nicht bereit sind, sie in Kauf zu nehmen oder zu akzeptieren. Wem es rundherum immer nur gut geht, der hat vielleicht keinen Grund, sich aufzulehnen und seine Vergangenheit zu verdammen. Man stelle sich aber einen Menschen vor, der sehr arm geboren wurde, vielleicht mit einer Vererbungsgrundlage, die ihm eine gebrechliche Konstitution beschert hat, einen Menschen, der vom Schicksal die ganze Zeit sehr unsanft angefaßt worden ist.

Dieser Mensch fragt sich nun: Warum ist mir so wenig gegeben worden, weshalb werde ich ständig geplagt und bestraft, während mein Freund von vornherein eine bessere Konstitution, eine vorteilhafte Erbgrundlage bekommen hat und auch finanziell sehr erfolgreich ist? In der Schweiz beispielsweise sagt man: Über Geld redet man nicht – Geld hat man. Wenn man aber keines hat, dann sieht das Leben anders aus. Immer weniger Menschen sind bereit, einfach hinzunehmen, daß alles so ist, wie es ist: Es kann doch nicht willkürlich sein, daß der eine so viel bekommt und der andere so wenig. Der eine bekommt günstige Schicksalsvoraussetzungen und der andere ungünstige. Und der Mensch stellt die Frage: Warum ist das so? Die zunehmende Empörung kann, wenn diese Frage keine Antwort findet, bei vielen Menschen in Gewalt ausarten oder in Depression umschlagen.

Das Problem von Wiederverkörperung und Karma besteht wohlgemerkt nicht etwa darin, daß, wenn ich Eltern habe, die weiß sind, auch ich weiß bin – das leuchtet schließlich jedem ein! Die Frage des Karma, die Frage der Wiederverkörperung ist eine ganz andere: Warum habe ich ausgerechnet *diese* Eltern bekommen und nicht ganz andere? Wenn ich diese Eltern bekomme, folgt selbstverständlich alles mögliche daraus. Aber warum habe ich diese bekommen *und nicht andere*?

Die Menschen, die so fragen, haben das Recht, die Antwort auf diese äußerst wichtige, vernünftige Frage zu suchen, mindestens zu suchen: Warum bin ich in diesen Vererbungsstrom hineingekommen, warum habe ich diese Erziehung bekommen und nicht eine andere, warum bin ich in diesen Lebensumständen aufgewachsen und nicht in anderen, warum habe ich diese Leiblichkeit bekommen und nicht eine ganz andere? Es ist ein Zeichen der Lebendigkeit des Menschengeistes, nicht nur, daß er diese Frage stellt – es ist höchste Zeit dazu –, sondern auch, daß er nach einer Antwort darauf sucht. Und er wird sehen, daß es vielleicht nicht so leicht ist, eine befriedigende Antwort zu finden.

Die Antworten von Religion und Wissenschaft

Betrachten wir – nur andeutungsweise und in aller Kürze, wiederum als Anregung für die eigenen Gedanken jedes einzelnen – die traditionellen Antworten sowohl der Religion als auch der Wissenschaft. Die traditionelle Antwort der Religion kennen wir alle: Du bist so geboren, du hast diese Eltern, diese Erziehung bekommen, weil es der Wille Gottes war. Oder: Der unergründliche Ratschluß Gottes hat dich in diese Form gebracht. Nun sagt der moderne religiöse Mensch mehr und mehr: Ich kann annehmen, daß es eine Gottheit gibt, die die Geschicke der Menschheit in der Hand hält; aber diese Gottheit – wenn es sie denn gibt, und ein religiöser Mensch ist davon überzeugt, daß es sie gibt –: was für eine Welt hat sie geschaffen? Was ist der Grundcharakter der Schöpfung dieser Gottheit? Man sehe sich nur die Natur, einen Organismus, eine Pflanze zum Beispiel, an – wo man auch hinschaut, überall herrscht absolute Vernunft und Weisheit.

Und wenn diese Gottheit alles, was sie getan hat, so weisheitsvoll und vernünftig eingerichtet hat, dann muß sie auch einen weisheitsvollen, stimmigen Grund gehabt haben, mich so zu machen, wie ich bin. Ich meine, das ist gut gedacht. Und deswegen gibt es immer mehr Menschen, die nicht zufrieden sind mit der Antwort: Es ist der unergründliche Ratschluß Gottes ... Denn wenn die Gottheit alle ihre Taten vor uns ausgebreitet hat und den Menschen als Geist geschaffen hat, sogar mit der Fähigkeit und der Aufgabe, diese Weisheit zu ergründen, dann möchte der heutige Mensch diese Aufgabe auch angehen, möchte wirklich ergründen, warum die Gottheit den einen so geprägt hat und den anderen so. Denn es muß einen weisheitsvollen Grund dafür geben.

Der heutige Mensch läßt sich also nicht mehr einschüchtern, wenn die Religion sagt: Es ist anmaßend und überheblich, den Ratschluß Gottes ergründen zu wollen! Er fragt zurück: Wer bist du, der du dem menschlichen Geist Grenzen setzen möchtest, wenn nicht einmal die Gottheit unserem Geist Grenzen gesetzt hat – heißt es doch, der Mensch sei als Ebenbild der Gottheit erschaffen? Hast du vielleicht Angst, daß ich im Ergründen dieser Ratschlüsse Gottes etwas weiter gehe als du? Willst du mir deshalb verbieten, daß ich mit meinem Denken daran arbeite? Diesen Mut bringen mehr und mehr Menschen auf, die sich nicht verbieten lassen, weiterzufragen und weiterzusuchen. Der Mensch zeigt gerade auf diese Weise, daß er ein als Ebenbild der Gottheit geschaffener Geist ist, mit der dankbaren Berufung, in seiner Entwicklung immer mehr zu ergründen, was die Gottheit geschaffen hat.

Die Antwort der Wissenschaft ist eine ganz andere. – Fragen wir nun keinen Theologen, sondern einen Naturwissenschaftler, der das Übersinnliche ausklammert und sich nur mit dem Physischen befaßt: Kannst du mir sagen, warum ich diese Vererbung, diese Eltern, dieses Schicksal bekommen habe und nicht andere? Die klassische Antwort der Naturwissenschaft ist bekannt. Wo ein gesetzmäßig verallgemeinbarer Fall vorliegt, führt man ihn auf ein Gesetz, ein

Naturgesetz, zurück. Das Karma, das Schicksal eines Menschen aber ist immer ein Einzelfall, kein allgemeines Gesetz. Was sagt die Naturwissenschaft dort, wo es sich um einen solchen Einzelfall handelt? – Zufall! Es ist Zufall, daß du so geboren bist, denn du hättest ebensogut auch anders geboren werden können.

Die Naturwissenschaft ist also bescheidener geworden, sie hat die Gottheit der Religion gegen den bescheideneren naturwissenschaftlichen Zufall ausgetauscht. Aber der Zufall ist eine Art Loch im Denken: Wenn der Mensch den Grund für etwas nicht kennt, dann sagt er Zufall. Aber Zufall heißt: Ich verstehe nicht, ich weiß nicht warum. So könnte man auch der Wissenschaft sagen: Überall sonst in der Welt gibt es Gesetzmäßigkeiten. Warum soll es im menschlichen Bereich nicht auch Gesetzmäßigkeiten geben? Sollte nicht auch das menschliche Karma nach Gesetzen geregelt sein, auch wenn wir erst am Anfang der Erkenntnis dieser Gesetze sind?

Man sieht: Wenn der Mensch die Dinge erkennen möchte, genügt die bescheidene Antwort der Naturwissenschaft auch nicht, die sagt: Ich bin nicht für den Einzelfall zuständig, ich bin nur für allgemeine Naturgesetze zuständig, wo der Einzelfall durch Wiederholung lediglich das Gesetz bestätigt.

Auch was die Zukunft angeht, strebt der heutige Mensch eine Erweiterung des Bewußtseins an. So wie die Ursachen seines Schicksals noch vor der Geburt liegen können, so können die Wirkungen seiner Taten erst nach diesem Leben auftreten. Die Unwissenheit bezüglich der langfristigen Folgen treibt immer mehr Menschen zum leichtsinnigen und unverantwortlichen Handeln.

Wie kann die Unmenschlichkeit überwunden werden?

Es gibt heute immer mehr Menschen, die aus Leichtsinn unmenschlich und brutal handeln. Das ist weltweit das furchtbar Bedrohliche unserer Kultur. Selbst in Religionen, zum Beispiel der Hindu-Religion, wo traditionell die Gewaltlosigkeit heilig war, ändert sich das in der letzten Zeit, so etwa in Sri Lanka. Als Student hatte ich mehrere Kommilitonen von dort, die ich besuchte, und ich konnte sowohl mit den Singhalesen als auch mit den Tamilen problemlos auskommen – heute wäre das nicht mehr möglich.

Die Frage ist, warum der Mensch immer unmenschlicher wird, warum er den anderen Menschen heute äußerst brutal und unmenschlich töten kann, sogar ohne daß sein Gewissen sich regt. Das ist erst in der allerletzten Zeit so geworden. Wenn man einwendet, daß es immer brutale Kriege gegeben hat, so muß man berücksichtigen, daß sie früher einen anderen Charakter hatten. Die entscheidende Instanz lag in der göttlichen Führung, nicht im freien Willen des einzelnen Menschen, wenn etwa die Perser und die Griechen sich bekriegten. Entscheidend war noch nicht die Brutalität des einzelnen Menschen – das ist modern. Der Mensch war früher fast ohne individuellen Willen eingebettet in sein Volk, und die Griechen hatten als Volk die Kräfte, die über das persische den Sieg davongetragen haben.

Heute wird alles individuell, auf der ganzen Erde. Die alten allgemeingültigen Gebote (Du sollst nicht töten!) tragen nicht mehr, das Drohen mit der Hölle verfängt nicht mehr, denn immer weniger Menschen imponiert es, wenn man ihnen sagt: Du kommst in die Hölle. Nicht nur die alten Gebote tragen nicht mehr, auch die Angst vor der Strafe nicht, denn wenn die Triebe zu stark werden, wird die Bedrohung durch die gesetzliche Strafe einen Menschen nicht bremsen können – er kann das nur aus einer starken inneren Überzeugung heraus lassen.

Was, so müssen wir fragen, könnte nun in der Gesamtkultur der Menschheit imstande sein, einen Menschen davon zu überzeugen, daß er die Unmenschlichkeit nicht *will*? Man nehme es als Denkanregung, daß uns hier nur eines rettet. Wenn der Mensch dazu fähig ist, einem anderen gegenüber ganz und gar unmenschlich und brutal zu sein, wenn dieser Mensch die starke Überzeugung bekommt – nicht nur die theoretische Überzeugung, es braucht eine gewisse Zeit, bevor es zur Lebensüberzeugung wird –, die innere Herzensüberzeugung, daß alles, was er dem anderen antut, in der Zukunft auf ihn zurückkommt und beispielsweise im nächsten Leben von ihm selbst durchlebt werden muß: Nur wenn diese starke Überzeugung in ihm lebt, wird dieser Mensch die Kraft haben, aus dem Inneren heraus das Unmenschliche nicht zu wollen und nicht zu tun.

Gewiß, das wird lange dauern. Doch gerade deswegen ist es dringend notwendig, daß wir jetzt anfangen, weil es eine gewisse Zeit dauern muß, bis es zur innersten und wirksamen Überzeugung wird. Die Gegenfrage wäre, was sonst diesen Menschen davon abhalten könnte, solche Dinge zu tun. Man sieht, wie relevant diese Frage wird, die Frage der Wiederverkörperung und des Karma.

Es könnte freilich eingewendet werden, daß es ein egoistischer Grund sei, wenn ein Mensch deshalb besser wird, weil er die schweren karmischen Folgen nicht erleben möchte. Ja, aber es gibt keinen anderen, besseren Grund. Ebenso könnte man auch sagen, daß die Mutterliebe egoistisch sei, denn das kleine neugeborene Kind ist wie eine Verlängerung der Mutter selbst. In der Liebe zum Kind liebt die Mutter sich selbst. Ist das Egoismus oder ist es Altruismus? Es ist beides, das Etikett, das Wort, das wir daraufstülpen, ist nicht das Wichtige dabei. Die einzig wichtige Frage ist: Ist es gut, wirkt es Gutes, oder ist es schlimm? Die Art und Weise, wie die Mutter mit ihrem kleinen Kind umgeht, ist gut, weil beide durch diese Liebe gedeihen. Ob wir das nun Egoismus nennen oder Altruismus – das sind lediglich Abstraktionen.

Erinnern wir uns etwa an das Gleichnis vom verlorenen Sohn im Evangelium: Er verpraßt alles, was ihm der Vater gegeben hat, und hütet jetzt die Schweine, um sein Leben zu fristen; er kann noch nicht einmal die Eicheln essen, die für die Schweine gedacht sind. Und nun geht ihm ein Licht auf, und er sagt sich: Den Tagelöhnern bei meinem Vater geht es besser als mir, dem Sohn, ich kann hier nicht einmal die Eicheln essen – schlimmer könnte es mir nicht gehen. Aus welchem Grund kehrt er also zu seinem Vater zurück? Aus einem egoistischen Grunde, aber einen besseren gibt es nicht.

Im Laufe der Zeit freilich kann der Egoismus, die Art und Weise, wie der Mensch sich liebt, sich erweitern, und der Mensch kann anfangen, auch andere Menschen so zu lieben wie sich selbst, aber er soll niemals aufhören, sich selbst zu lieben. Christus findet die Selbstliebe so wunderbar, so sauber und einwandfrei, daß er sie als Muster für die Nächstenliebe gibt: Liebe deinen Nächsten wie dich selbst. Damit ist gesagt, daß die Selbstliebe gut genug sein muß, wenn sie als Muster für die Nächstenliebe gegeben wird. Nicht das Vorhandensein der Selbstliebe ist das Schlimme, sondern das Fehlen der Nächstenliebe.

So wird es gut sein, wenn wir eine Menschheit haben werden, die die Mysterien des Karma und der Wiederverkörperung erkennt, und Menschen, die menschlicher miteinander umgehen, weil sie wissen: Es kommt alles auf mich zurück, was ich dem anderen antue. Durch meine Unmenschlichkeit, wenn ich andere töte, zerstöre ich mich selbst, zerstöre ich in meinem eigenen Wesen die Menschlichkeit. Und in der Zukunft werde ich das wirklich selbst durchleben müssen, um zu lernen, was das ist, was der andere durch mich erlebt hat. Nur so kann ich weiterkommen.

Die beiden Bewußtseinsgrenzen des Abendlandes: Geburt und Tod

Wir haben im Abendland eine Kultur mit zwei Grenzen zuwege gebracht, durch die unser Horizont eingeschränkt ist: die Grenze der Geburt und die Grenze des Todes. Vor der Geburt soll der Mensch nicht existieren, so denken wir normalerweise, nach dem Tode jedoch soll er weiterexistieren – wie aber? Es ist sehr unklar, wie der Mensch nach dem Tode weiterlebt. Warum haben wir eine Kultur, die so fixiert ist nur auf das Leben auf der Erde? Das ist ein Grundmerkmal unseres Materialismus. Wenn die Leiblichkeit entsteht, weil etwas Materielles da ist, fängt der Mensch erst an, sich zu erleben. Und wenn die Leiblichkeit dann weg ist, sagen wir nur ganz theoretisch: Der Mensch lebt weiter.

Der Naturwissenschaftler ist hier etwas mutiger, er sagt sich nämlich: Diese Unsterblichkeit, wenn es sie gibt, muß sehr dünn sein. Denn ein Mensch ohne Leiblichkeit ist doch kein ganzer Mensch. Schon die Griechen haben gesagt, daß der Mensch ohne Leiblichkeit nach dem Tode ein

Schattendasein führt. Was aber bedeutet, daß die Materie, die Leiblichkeit, für die Selbsterfahrung des Menschen so maßgebend geworden ist, daß wir vor der Geburt überhaupt keinen Menschen und nach dem Tod nur die Larve eines Menschen sehen? Selbst im Christentum ist eigentlich nur diese abstrakte Äußerung da, nur die gläubige Beteuerung, daß der Mensch nach dem Tode weiterlebt. Aber keine ins Konkrete gehende Erkenntnis über die Art und Weise, wie da weitergelebt wird.

Das Materielle, Körperliche ist also entscheidend geworden für die Selbsterfahrung des modernen Menschen, und genau darauf basiert unsere Kultur des Materialismus. Die Brücke zur Wiederverkörperung kann also nur die *Präexistenz* sein. Präexistenz ist – ganz freilassend ausgedrückt – die Frage, ob der Mensch vor der Geburt schon existiert oder nicht.

Der Gedanke, daß der Mensch erst entsteht oder von Gott geschaffen wird, wenn die Leiblichkeit entsteht, ist ein aristotelischer Gedanke, kein christlicher. Bei Platon ist es noch überdeutlich, daß der Mensch vor seiner Geburt schon existiert. Platon sagt, erkennen heißt, sich an die Dinge zu erinnern, die man vor seiner Geburt gewußt hat. Sogar Keime der Wiederverkörperungsidee finden sich bei Platon, aber keine ausgebaute Lehre darüber. Die Präexistenz hingegen wird von ihm deutlich betont.

Sein Schüler Aristoteles ist dagegen der erste große Denker des Abendlandes, bei dem die Präexistenz fehlt. Der Grund dafür ist, dies kann hier nur angedeutet werden, daß Platon noch von der Überlieferung, von den Mysterien her diese Aussage hatte, daß der Mensch als geistiges Wesen existiert, noch bevor die Leiblichkeit entsteht. Nun war dies selbst für Platon bereits keine eigene direkte Erfahrung mehr, nur eine überlieferte Aussage. Deswegen bekommt Aristoteles den Mut, diese Aussage, die keine eigene Erfahrung ist, fallenzulassen. Aristoteles verneint nicht die Präexistenz, er spricht nur nicht darüber. Er spricht nur von dem Seelischen, von der Selbsterfahrung des Menschen, die dank der Leiblichkeit erlebbar wird. Das kennen wir alle auch heute, denn wir alle haben diese Erfahrung: Der normale Mensch hat in der eigenen Erfahrung nur dasjenige Seelische, das erst dank der Wechselwirkung mit der Leiblichkeit entsteht und erlebbar wird. Nur über diese Art des Seelischen hat Aristoteles gesprochen – nicht über das andere. Übrigens: Auch das katholische Dogma hat bis heute darüber, ob es Wiederverkörperung gibt oder nicht, geschwiegen. Es ist im Katholizismus eine allgemeine, aber kaum thematisierte Überzeugung, daß der Mensch nur einmal lebt. Das Dogma als solches schweigt darüber. Deshalb gibt es auch immer mehr Menschen, die sich fragen, wieso Rom, das sich als Wahrheitsinstanz versteht, sich über diese wichtige und dringende Frage nicht offiziell und deutlich äußern will.

Dadurch aber, daß Aristoteles über die Präexistenz schwieg, ist eine westliche Kultur entstanden, die bis heute die Überzeugung hat, daß der Mensch einfach nicht existiert, bevor die Leiblichkeit entsteht. Und diese Aussage, daß der Mensch schlechthin, als seelisches Wesen, erst entsteht, wenn die Leiblichkeit entsteht, ist dann vom Christentum übernommen worden. Aber diese aristotelische Aussage hat mit dem Christentum nichts zu tun. Nirgendwo in den christlichen Schriften wird man die Aussage finden, daß der Mensch als seelisch-geistiges Wesen erst dann anfängt zu existieren, wenn die Leiblichkeit entsteht.

Gibt es die Wiederverkörperung in den Evangelien? Die Frage, inwieweit zum Beispiel in den Evangelien die Wiederverkörperung enthalten ist, ist freilich sehr wichtig. Ich kann hier nur andeuten, daß, wenn sich in den Evangelien irgendeine Aussage gegen die Reinkarnation fände, die Lage selbstverständlich eine ganz andere wäre, als wenn wir sagen können – was ja stimmt –, daß dort nirgends irgend etwas gegen die Reinkarnation gesagt wird. Man wird niemals in den Evangelien irgendeine Aussage finden, die gegen Reinkarnation spricht. Das bedeutet aber wiederum auch nicht, daß die Reinkarnation in den Evangelien klar und deutlich ausgesprochen wird – das wäre das andere Extrem.

Wir müssen vielmehr sagen, daß die Tatsache der wiederholten Erdenleben wohl in den Evangelien, in den Aussagen Christi enthalten ist, aber nur auf etwas verborgene Weise, sehr freilassend. So daß der einzelne, nicht etwa eine Kirche oder Gruppe, sondern der einzelne, erst die Relevanz oder die tiefere Bedeutung mancher Aussagen versteht, wenn er durch sein Erkenntnisringen dem Text gewisse Voraussetzungen entgegenbringt. Dazu muß aber auch die Zeit in der Entwicklung der Menschheit reif sein.

Ein kleines Beispiel dazu aus meinem Leben: Ich habe im katholischen Umkreis immer wieder Mitbrüder, Theologen oder katholische Priester wegen des Blindgeborenen im Johannes-Evangelium (Kap. 9) angesprochen. Ein Mensch wird blind geboren, und die Apostel, nicht Hinz und Kunz, sondern die Apostel fragen Christus: Wer hat gesündigt, daß er blind geboren ist, er oder seine Eltern? Und ich habe einmal, zweimal die Frage gestellt, ob hier nicht etwas Merkwürdiges vorliegt. Und die Antwort war stets:

Nein, ich finde nichts Merkwürdiges daran, wir kennen das. Beim dritten Mal betonte ich ganz besonders ein kleines Wort: Wer hat gesündigt, daß er blind geboren ist, *er* oder seine Eltern? Da wurde der andere fast immer stutzig. Er? Aber ihn gab es doch gar nicht vor seiner Geburt. Er ist ja blind geboren. Nach katholischem Dogma wird er von Gott erst geschaffen, wenn die Leiblichkeit entsteht. Die Frage der Apostel setzt aber voraus, daß es ihn vor seiner Geburt gab: Hat *er* gesündigt, der dann blind geboren wurde? ... Zumindest hätte Christus die Apostel auf ihren Irrtum hinweisen müssen, wenn tatsächlich der Mensch vor der Geburt nicht existiert. Das ist selbstverständlich noch kein Beweis für die Wiederverkörperung, es zeigt aber, daß besonders in diesen heiligen Texten bestimmte Dinge und Fragen enthalten sein können, die man allerdings nicht sofort bemerkt, selbst als Theologe nicht. Man bemerkt diese Dinge erst, wenn man vielleicht mit gewissen Fragen oder mit einer gewissen Offenheit an den Text herangeht.

Und die Antwort Christi ist nicht weniger rätselhaft! Er sagt: Nicht dieser (griechisch: utos) hat gesündigt – nicht in diesem Leben, denn er ist ja blind geboren –, noch seine Eltern – sonst hätten seine Eltern blind geboren werden sollen. Und nun findet man in den Übersetzungen: «Sondern er ist blind geboren, daß sich die Werke Gottes zeigen an ihm.» Eine rätselhafte Übersetzung. Eine Gottheit, die einen Menschen blind geboren werden läßt, um ihre Werke an ihm zu zeigen? Im Griechischen steht eigentlich etwas ganz anderes: Er ist blind geboren, so daß offenbar werden in der Leiblichkeit – äußerlich werden – nicht «an ihm die Werke der Gottheit», sondern *«die Werke des göttlichen Wesens in ihm»*, das heißt des Gottes in ihm.

Und das göttliche Wesen in ihm ist das ewige Ich, das von Leben zu Leben geht. Man muß das nicht so interpretieren, aber man kann es. Nur diese Erklärung hat mich wirklich befriedigt, mich wirklich zufriedengestellt. Dies gerade vom Urtext her, wo die Worte «in ihm» (griechisch: en autó) am Ende des Satzes stehen.

In dieser Antwort Christi ist eigentlich in wunderbarer Form das Grundgesetz der Wiederverkörperung und des Karma enthalten. Dieses Gesetz besagt: Was ein Mensch in dem einen Leben wird, in seinem Geist und in seiner Seele – im «Verborgenen» seiner Innerlichkeit und seiner moralischen Entwicklung –, dies zeigt sich nach außen, wird «offenbar» in seiner Leiblichkeit erst im nächsten Leben.

Innerlich können wir in jedem Leben ungeheure Schritte vollziehen: in der Welt unserer Gedanken, in der Welt unseres Herzens, in der Welt unserer Willensimpulse. Die Leiblichkeit hat dagegen eine gewisse Trägheit, denn sie hat Anteil an der Schwere der Naturnotwendigkeit. Die Grundprägung unseres Leibes können wir ein ganzes Leben lang nicht ändern. Aber die Entwicklung, die wir während eines Lebens in unserem Geiste machen können, ist unendlich. Man denke nur an Faust und daran, was er alles geworden ist in seinem langen Leben.

Welches muß also hier ein Grundgesetz des Lebens sein? Wenn der Geist eine unbegrenzte Entwicklungsfähigkeit in sich birgt und wenn die Leiblichkeit nur sehr begrenzt geändert werden kann, muß eine immer größere Diskrepanz entstehen zwischen einer eher gleich bleibenden und immer schlechter werdenden Leiblichkeit und einem Geist, der sich immer weiterentwickeln kann. Und was ist die letzte Konsequenz davon? Es muß irgendwann der Punkt kommen, wo meine Leiblichkeit meinem Geist überhaupt nicht mehr paßt, wo ich eine neue brauche!

Die Möglichkeit der Wiederverkörperung ist so gesehen die Möglichkeit, welche die Liebe der Gottheit, die göttliche Gnade uns gibt, die es uns erlaubt, eine uns nicht mehr angemessene Leiblichkeit abzulegen, um eine neue aufbauen zu dürfen. Wir verbringen nach dem Tode eine Zeit in der geistigen Welt, wo wir Bilanz ziehen in der liebevollen Gemeinschaft aller göttlichen Wesen. Dann prägen wir eine neue Leiblichkeit, die, zumindest was den Anfang des Lebens angeht, der Entwicklungsstufe unseres Geistes entspricht. Dann kann es weitergehen, und es muß von neuem eine Diskrepanz entstehen.

Jeder baut sich am Anfang jedes Lebens eine Leiblichkeit auf, die der Stufe seiner inneren moralischen Entwicklung entspricht, im Hinblick auf weitere positive Schritte nach vorne. In anderen Worten: Jeder fängt dort wieder an, wohin er im vorigen Leben gelangt ist. Denn nur auf der Erde ist eine reale Entwicklung in der Freiheit möglich. Der Grund, warum ein Mensch mit dieser oder jener Art der Leiblichkeit, sehend oder blind geboren wird, ist also, daß im Leibe die vergangenen inneren Entwicklungsschritte des Menschengeistes als eines freien und göttlichen Wesens äußerlich offenbar werden.

Das ganze Leben wie ein Tag: kein Heute ohne Gestern und Morgen

Darüber, was sich jenseits der beiden schon erwähnten kulturellen «Grenzen» im Nachtodlichen und im Vorgeburtlichen abspielt, wissen wir normalerweise kaum etwas.

Wenn wir aber diese Grenzen überschreiten und das Bewußtsein erweitern, fangen wir an, *das ganze Leben wie einen Tag* zu betrachten. Dieser Vergleich ist die beste Hilfe für Gedanken über die Wiederverkörperung. Wir erleben ja viele Tage im Laufe des Lebens, und zwischen den einzelnen Tagen wird das Bewußtsein immer unterbrochen: Genau wie zwischen Tod und neuer Geburt – dies läßt sich wirklich vergleichen – haben wir immer eine Unterbrechung des Bewußtseins, nur eine kleinere. Und schauen wir nur, wie sehr der heutige Mensch es gewohnt ist, die kausale Verkettung der einzelnen Tage miteinander zu durchschauen! Das ermöglicht überhaupt erst unser Beheimatetsein auf der Erde, daß wir den heutigen Tag nur verstehen können, wenn wir sehr gut wissen, was gestern passiert ist und was wir für morgen vorhaben. Stellen wir uns vor, wie wir den heutigen Tag erklären könnten ohne Gestern und ohne Morgen! Der ganze Tagesablauf wäre sinnlos, weil wir keine Erklärung dafür hätten. Ich werde zum Beispiel nur verstehen, daß jemand heute einen Rieseneinkauf macht, wenn ich weiß, daß er für morgen zwanzig Freunde zu seiner Geburtstagsfeier erwartet.

Wir haben heute im Westen eine Kultur, die das ganze Leben wie einen Tag verstehen möchte, ohne vom Gestern und vom Morgen eine Ahnung zu haben. Das ist ganz sinnlos! Denken Sie an einen Menschen, der sein ganzes Leben lang behindert ist, oder an einen Menschen, der geistig behindert ist, oder an einen Menschen, der als kleines Kind stirbt, oder an einen totgeborenen Menschen. Wenn wir uns selbst gegenüber ehrlich sind, müssen wir uns sagen, daß wir in unserer Kultur ohne wiederholte Erdenleben beim besten Willen keine Antwort finden auf die Frage: Was ist der Sinn des Lebens, besonders in solchen Fällen?

Rudolf Steiner spricht zum Beispiel von einem Menschen, den es wirklich gegeben hat und der ein ganzes Leben lang geistig behindert war, einem Fall von Idiotie, wie man das in der Fachsprache nennen würde. Dieser Mensch ist zurückgekommen: man kann nur übersinnlich beobachten, daß es derselbe Mensch ist. Der Sinn eines ganzen Lebens als geistig behinderter Mensch war, daß er das nächste Mal zurückkam und zu einem Genie der Wohltätigkeit wurde. Unmöglich hätte er sich mit einem normalen, sagen wir «bequemen» Leben diese starken Kräfte des Herzens, der Liebe und der Zuwendung erringen können, durch die er dann wie ein Genie der Wohltätigkeit wirkte. Diese Kräfte konnten nur durch ein leidvolles Leben erzeugt werden, in dem er in seinem höheren Ich vielleicht oft das lieblose Herumgeschobenwerden erlebte. Dieses alles durchzumachen, war die notwendige Voraussetzung, um diese starken Kräfte der Liebe erzeugen zu können.

Dies wiederum nur als Beispiel, als Denkanregung. Denn welch ein Unterschied ist es, ob wir sagen: Dieser geistig behinderte Mensch hat nur dieses eine Leben und dann ist Schluß – oder ob wir sagen: Aus einem Leben in der geistigen Behinderung, das vom höheren Ich bewußt, liebevoll und dankbar ausgesucht wurde, ist ein Leben als Genie der Wohltätigkeit geworden. Auf diese Weise haben wir eine Vergleichsmöglichkeit, wie es aussieht, wenn wir davon ausgehen, daß der Mensch nur einmal lebt – und wie es aussehen könnte, wenn wir davon ausgehen, daß jeder Mensch die Möglichkeit mehrerer Lebensläufe hat.

Mein Karma – der beste Freund meiner Freiheit

In der erlebten Verkettung von Tag zu Tag weiß ich, daß ich nicht nur den heutigen Tag zur Verfügung habe und daß ich unmöglich das Heutige ohne das Gestrige erklären kann. Gestern und vorgestern habe ich alles mögliche getan, und jetzt lebe ich in den Folgen, in den Wirkungen dessen, was ich getan habe. Ist das Strafe, daß ich nun alles «ausbaden» muß, was ich in der Vergangenheit getan habe? Nein, es ist nicht Strafe, wenn ich in Freiheit getan habe, was ich gut und klug getan habe. Denn ich erfahre nicht nur die Nachteile meiner Verrücktheiten – wen sollte ich dafür anklagen? –, ich genieße heute auch die Vorteile dessen, was ich gut getan habe. Ich brauche nur zu lernen, immer weniger Verrücktheiten zu begehen und immer vernünftiger zu sein, dann werde ich es immer besser haben. Je größer und beglückender die Fähigkeiten sind, die ich für die Zukunft erwerben will, desto anstrengender und «leidvoller» wird die Vorbereitung dafür sein müssen. Aber ich werde niemals diese Anstrengung oder dieses Leiden als «Strafe» bezeichnen! Sie werden von mir gewollt.

Man sieht, daß die karmische Verkettung von Vergangenheit, Gegenwart und Zukunft eigentlich das Mysterium der Freiheit selbst ist: Alles, was mir entgegenkommt, kommt mir aus meiner eigenen Vergangenheit entgegen, auf daß ich das Beste für die Zukunft daraus mache. Und ich kann in jeder Situation das Beste daraus machen, aber das, was das Beste ist, gefällt mir nicht immer. Ich muß mich nur daran gewöhnen, daß es mir gefällt, dann klappt es. Und was entscheidet darüber, was ich jetzt erleben muß? Es ist wiederum meine vergangene Übung der Freiheit. Sie entscheidet, was mein höheres Ich jetzt nicht nur muß, sondern freiwillig will. Mein niederes Ich braucht sich nur damit einverstanden zu erklären!

Ein Mensch kommt vom vorigen Leben in dieses Leben hinein. Mit welcher Absicht wählt er seine Eltern? Unter welchem Gesichtspunkt werden alle Umstände der Vererbung, der Erziehung, des Milieus ausgesucht? Er wählt alles dasjenige, was ihm die Möglichkeit gibt, *das Beste daraus zu machen.* Das Karma eines Menschen ist in diesem Sinne immer das Beste für ihn, weil er immer das Beste daraus machen kann. Noch Besseres gibt es wirklich nicht! Denn es wäre schließlich nicht besser, sich mit der Absicht zu inkarnieren, das Schlimmste daraus zu machen ... Nur, weil der Mensch *frei* ist, kann er es auch versäumen, das Beste daraus zu machen – das tut er immer, wenn er ein anderes Karma haben möchte als seines. Dies aber kann niemals bedeuten, daß er für seine Versäumnisse bestraft wird.

Wunderbar ist dies im Neuen Testament dargestellt: Im sogenannten Jüngsten Gericht, wo Christus die guten und die bösen Menschen voneinander trennt, sind die einzigen Sünden, die in dem Sündenregister aufgezählt werden, Unterlassungssünden, nur Versäumnisse, keine einzige Begehungssünde. Es wird nirgendwo gesagt: Das oder jenes habt ihr falsch getan. Es wird nur gesagt: Ich war hungrig, ihr habt mir nicht zu essen gegeben, ich war durstig, ihr habt mir nicht zu trinken gegeben – nur Unterlassungssünden. Unterlassungssünden sind das Versäumen der Freiheit.

Auch das Karma, selbst eine Krankheit oder ein Schicksalsschlag, ist nie dazu da, um mich zu bestrafen. Eine schwere Prüfung ist dazu da, daß ich nur um so stärkere Kräfte entfalte. Denn der Mensch kann sich viel kräftiger entwickeln, wo es schwieriger ist, als dort, wo alles leicht und bequem zugeht. Kann man sich vorstellen, daß ein Faust oder ein Dante sich ein leichtes Leben ausgesucht hätten? Ganz unmöglich. Einen Faust mit einem leichten Leben gibt es nicht. Nur weil der Mensch in seiner Trägheit die Tendenz hat, die besten Chancen zu versäumen, redet er, wenn das Karma ihm eine kräftigere Möglichkeit gibt, sich weiterzuentwickeln, von Strafe.

Aber eine Krankheit ist niemals eine Bestrafung, sondern eine Entwicklungschance. Denn durch eine Krankheit kann der Mensch mehr an Kräften entwickeln, als wenn er immer ganz gesund ist. Es kann sogar sein, daß ein Mensch, der sich mehr Krankheiten zutrauen kann, mehr kann als ein anderer, der sie nicht in Anspruch nehmen darf, weil er sie noch nicht richtig angehen kann. Und derjenige, der dieses Leiden wirklich im positiven Sinne angeht, wird erfahren, daß jeder Mensch nur soviel wert ist, wie er gelitten hat. Heißt das nun, daß wir noch absichtlich mehr Leiden aufsuchen sollten, als uns das Karma entgegenbringt? Nein, jeder Mensch bekommt reichlich genug! Es genügt völlig, daß wir das Leiden nicht zurückweisen, das uns das Karma bringt. In diesem Gesetz der Wiederverkörperung und des Karma gibt es also nirgendwo Strafe, es gibt nur Entwicklungsmöglichkeiten und positive Chancen, weiterzugehen.

Wie ändert sich das tägliche Leben und das soziale Miteinander?

So können wir jetzt die zentrale Frage stellen: Welche Art des sozialen Miteinanders könnte in einer Kultur entstehen, wo die Menschen von der Überzeugung der Wiederverkörperung und des Karma tief durchdrungen sind? Welches Alltagsleben würde dadurch entstehen? Wie bereits gesagt, darf dabei allerdings die Aussage, daß der Mensch nicht nur einmal die Möglichkeit erhält, auf die Erde zu kommen, nicht ein Dogma oder eine rein theoretische Überzeugung bleiben, diese Überzeugung muß zu einer realen Herzenskraft werden. Wenn dies der Fall ist, sind die Folgen für das tägliche Leben und für das Miteinander unabsehbar.

Die erste Folge ist die, daß der Mensch sich, wie oben erwähnt, sagt: Mir geschieht immer das Beste, denn ich habe selbst vor meiner Geburt in der geistigen Welt gemeinsam mit meinem Schutzengel und anderen geistigen Wesen den Plan und die Grundbegebenheiten meines Lebens so angelegt, wie es für mich das Beste ist, so, daß es mir am besten hilft, weiterzukommen. Nach meinem letzten Tod habe ich Bilanz gezogen und mir gesagt: Vieles bin ich schon geworden, aber Unendliches noch nicht. Jeder Mensch ist unendlich in seinen Entwicklungsmöglichkeiten. Ein Glück, daß wir noch auf ein paar Jahrtausende hin etwas zu tun haben …

Mit welcher Gesinnung plant also der Mensch, der herunterkommt, das Leben? Er sagt sich: Ich will jetzt dasjenige tun und werden, was ich in der Vergangenheit noch nicht geworden bin und was ich gerne werden möchte, denn ich will im Laufe der Zeit das Menschsein nach allen Seiten erleben. Ich will jetzt Ereignisse des Lebens planen, die mir Chancen und Herausforderungen entgegenbringen, um noch ganze Stücke dazuzunehmen, um mir noch ganz neue Dimensionen des Menschlichen anzueignen.

Im letzten Leben war ich zum Beispiel ein Sanguiniker und habe immer gegen die Phlegmatiker gewettert, die niemals etwas tun. Aber ich habe das deswegen getan, weil ich das Leben nie selbst von der Seite des Phlegmatikers erleben konnte. Ich gehe nach dem Tode in die geistige Welt, und nun besinne ich mich: Weshalb war ich dem Phlegmatiker gegenüber so intolerant? – Doch deshalb, weil ich nie erlebt habe, wie das Leben aussieht, wenn man ein Phlegmatiker ist. Also will ich jetzt selbst zu einem Phlegmatiker werden! Keiner von uns hat alle vier Temperamente auf einmal, sonst wären wir nämlich gar nichts. Und jetzt macht unser ehemaliger Sanguiniker die Erfahrung – nicht in der Theorie, sondern die reale Erfahrung –, was es heißt, in der Konstitution eines Phlegmatikers zu stecken; jetzt kommt der Sanguiniker auf ihn zu und sagt: Los, mach mal! Und jetzt weiß er, wie der Phlegmatiker das erlebt. Wenn aber jeder von uns nur ein Leben zur Verfügung hätte, wie könnte dann der Phlegmatiker den Sanguiniker wirklich verstehen und der Sanguiniker den Phlegmatiker?

Oder nehmen wir die große Frage der Gerechtigkeit. Weil der Mensch jetzt anfängt, bewußtseinsmäßig ein ganzes Leben als Einheit zu überschauen, stellt er Fragen, und er macht Vergleiche, die in der Vergangenheit nicht möglich waren. Er wird sich sagen müssen, daß vieles in einem Leben ganz ungerecht ist. Der eine ist vielleicht ein Schurke, ihm geht es aber immer gut. Der andere benimmt sich ganz brav, hat aber ständig Pech. Auch hier melden sich die zwei Reaktionen der inneren Wut oder der depressiven Resignation, wenn der Mensch nicht die richtigen Antworten auf diese Fragen findet.

So wie das «Gerechte» der Ereignisse eines Tages nur im Zusammenhang mit den anderen Tagen sich ergeben kann, so zeigt sich das Gerechte des einen Lebens nur im Zusammenhang der wiederholten Erdenleben. Und so wie derjenige die größeren Freuden im Leben hat, der längere und anstrengendere Vorbereitungen für größere Errungenschaften in Angriff nehmen kann, so wird derjenige die Freuden des Lebens tiefer erleben können, der *ein ganzes Leben* warten und vieles als Vorbereitung betrachten kann mit innerer, starker Geduld und mit der Gewißheit des um so größeren Lohns in späteren Leben. Denjenigen, der einwendet, daß dies nicht deshalb wahr sein muß, weil das Leben dadurch sinnvoll und schön wird, kann man erwidern: Soll es deshalb nicht wahr sein, weil das Leben dadurch schöner wird? Und wenn man sagt, dies sei ein billiger Trost, kann man antworten: Es ist auf jeden Fall viel besser, als ganz trostlos zu leben.

Und die Sache hat außerdem noch eine andere Seite. Wie oft sagt man: Der Mächtige oder der Unmenschliche wird sich nicht von deiner Theorie beeindrucken lassen, die ihm weismachen möchte, daß seine Unmenschlichkeit vielleicht erst in Jahrhunderten auf ihn zurückschlägt. Dieser Einwand ist aber nicht gut gedacht. Es ist gewiß kein Trost, wenn ich, um es besser zu haben, warten muß, bis der Mächtige oder der Unmenschliche sich bekehrt. Ganz anders sieht die Lage aber aus, wenn *ich* hier und jetzt die Überzeugung habe, daß es wirklich so ist. In diesem Moment höre ich auf, den Mächtigen oder Unmenschlichen zu beneiden. Dies habe ich, wenn auch unbewußt, bis jetzt getan, weil ich nicht wußte, daß es sich nicht lohnt. Ich werde aber jetzt weder die Macht noch die Unmenschlichkeit haben wollen, und auf einmal bin ich mit meiner Lage ganz anders versöhnt!

Wir sehen, daß die Frage der Wiederverkörperung und des Karma keine theoretische ist. Nur dadurch, daß ich mich dazu entschließe, eine Zeitlang so zu leben, wie es im

Sinne des Karma ist, kann ich der realen Wirkung dieser Gedanken in mir und in meinem Leben gewahr werden. Wiederverkörperung und Karma können nie «bewiesen» werden. Jeder kann nur das *Lebensexperiment* machen, wie das Leben aussieht, wenn man danach lebt. Er wird dann wissen, ob diese Art zu leben ihm besser gefällt oder ob ihm die bisher gewohnte lieber ist. Und die Wahl kann nur die Wahl seiner Freiheit sein.

Kann ein Mann Frau und eine Frau Mann werden? Oder man nehme die andere, noch viel gewaltigere Prägung: Der eine Mensch ist Mann, der andere ist Frau. Die Gottheit hat den Menschen nach ihrem Ebenbild geschaffen, heißt es in der Bibel, Mann und Frau. Das heißt: Zum Menschsein in der Ebenbildlichkeit der Gottheit gehört beides dazu. Die Frage stellt sich, warum sollte mir nur die Möglichkeit gegeben sein, die eine Hälfte selbst zu durchleben? Denn als Mann kann ich mir das Frau-Sein ebensowenig durch die Beobachtung der Frauen aneignen, wie dies im umgekehrten Fall möglich wäre. Wenn also der Mensch nur einmal leben würde, ergäbe sich daraus, daß jedem von uns von der Gottheit, die ja voller Liebe sein muß, nur die Möglichkeit gegeben wird, die Hälfte zu sein. Und die andere Hälfte? Ist nicht die ganze Menschlichkeit mein? So wie Lessing am Ende seiner «Erziehung des Menschengeschlechts», dieses reifen Werks, sagt: «Ist nicht die ganze Ewigkeit mein?» Bin ich nicht dazu erschaffen worden, die ganze Geschichte mitzuerleben und mitzugestalten?

So kann ich fragen: Ist nicht die ganze *Menschlichkeit* mein? Wäre es nicht stimmiger, daß die Liebe der Gottheit, die uns unendliche Entwicklungsmöglichkeiten anbieten möchte, uns männlich *und* weiblich in ihrer Ebenbildlichkeit geschaffen hat dadurch, daß sie uns die Möglichkeit gibt, abwechselnd als Frau und als Mann zu leben? Nach der Geisteswissenschaft Rudolf Steiners zum Beispiel, dieser modernen und zutiefst christlichen Geisteswissenschaft, besteht eines der wichtigsten Gesetze der Wiederverkörperung gerade darin, daß alle Menschen abwechselnd sowohl das Mann- als auch das Frau-Sein erleben, wenn auch zwei oder sogar mehrere Leben im selben Geschlecht möglich sind.

Und nun bedenke man, was für eine Kultur der Toleranz entstehen könnte, wenn kein Mann mehr sagte: Die Frauen sind wirklich ganz unmöglich. Wenn er statt dessen sagte: So war ich auch einmal, und so werde ich auch wieder sein. Ebenso steht es selbstverständlich umgekehrt, denn die Frauen finden auch die Männer manchmal ganz unmöglich.

Oder nehmen wir als Beispiel die Art und Weise, wie wir unsere näheren und tieferen Beziehungen zueinander gestalten. Im Epos von Tristan und Isolde entsteht zwischen ihnen eine unwiderstehliche Anziehungskraft durch den Liebestrank, der von Richard Wagner dann in einen Todestrank verwandelt wurde; in den «Wahlverwandtschaften» Goethes geht es um dasselbe Mysterium, nur ohne die Magie eines Trankes, sondern rein aus dem Karma heraus: Zwei Menschen sind Mann und Frau, und der eine erlebt jetzt zu einem dritten Menschen eine starke Anziehungskraft.

Isolde ist die Frau des Königs Marke, nur hat sie «zufällig» (!) den Trank mit Tristan getrunken, und das Schicksal will, daß eine unwiderstehliche Anziehungskraft zwischen diesen beiden waltet. Wie schaffen sie das nun? Im Grunde genommen will das Epos sagen, daß es in einem Leben nicht möglich ist, beiden gerecht zu werden – man würde auf diese Weise nur seine Kräfte verschleißen. Isolde *kann* nicht beiden zugleich die Treue halten, sowohl Marke als auch Tristan. Und dennoch: Marke gegenüber *muß* sie treu sein; Tristan gegenüber *kann* sie nicht anders ...

Verallgemeinern wir diese Frage im Hinblick auf unsere ganze Kultur: Wer von uns kann alle wichtigen Beziehungen wirklich ganz durchleben? Wenn wir das täten, und es gibt Menschen, die das immer wieder versuchen, dann würden wir uns ganz zermürben. Denn es kann sein, und das geschieht ja auch tatsächlich immer wieder, daß ein Mensch verheiratet ist, vielleicht mit kleinen Kindern, und nun einen anderen Menschen trifft, und er weiß – das ist nicht nur eingebildet –, daß da etwas ganz starkes, Karmisch-Reales zwischen ihm und diesem anderen Menschen lebt. Was soll ich da tun?, so fragt er sich. – In unserer Kultur gibt es nur zwei Extreme, die uns aber beide nicht befriedigen. Die Religion sagt: Laß die Finger davon! Aber das bedeutet oft nur Verdrängung, und das ist keine ehrliche Lösung, wie uns die Psychologie sagt. Dann die andere Lösung, die der aufgeklärten, freien Gesellschaft: Mach das, leb das aus! Das geht aber beim besten Willen auch nicht, weil man so seine Kräfte zu sehr zermürbt. Es gibt eine Grenze.

Der materialistische Westen liebt die Erde, aber nur einmal ...

Ob man es nun glauben mag oder nicht: Durch eine Kultur des Bewußtseins der Wiederverkörperung kann eine solche innere Kraft im Menschen entstehen, daß er sich sagt: Ja, hier ist etwas ganz Starkes da zwischen uns, aber warte einmal: in ein paar Jahrhunderten kommst du dran. Ich behaupte, daß dies möglich ist. Es ist wirklich möglich, so zu leben – aber das kommt nicht von heute auf morgen. Und ich behaupte obendrein: Dies ist für vieles im Leben die einzige wirklich ehrliche Lösung. Ich bin davon überzeugt, daß an dieser Jahrtausendwende viele Dinge auf uns zukommen, wo wir sehr viel ehrlicher mit uns sein müssen als in der Vergangenheit, denn der Materialismus packt uns jetzt viel zu tragisch. *Die Besinnung auf die Wiederverkörperung und das Karma ist die wahre kulturelle Überwindung des Materialismus.* Da erlebt sich der Mensch als geistiges Wesen, das königlich von Leben zu Leben schreitet, um durch das Karma immer weiter zu kommen, um immer neue Errungenschaften seines Geistes in Anspruch zu nehmen.

Die materialistisch orientierte Kultur des Westens trägt in sich einen tiefen und tragischen Widerspruch. Einerseits wird die Welt der Materie über alles geschätzt als die einzig wahre Wirklichkeit, als der einzige Ort, wo der Mensch das freie Schaffen seines Forschergeistes und die Errungenschaften seiner Technik erleben kann, andererseits soll jeder Mensch nur höchstens einige Jahrzehnte lang die Möglichkeit haben, mit dieser Welt zu leben, die schon Jahrmillionen bestehen soll. Gerade im Westen, wo das Leben auf der Erde und mit der Erde alles gilt, heißt es, daß jeder Mensch nur ein einziges, kurzes Leben zur Verfügung hat. So wird der Mensch unbewußt dazu gezwungen, so viel wie nur möglich in diesem Leben zu erreichen. Aber es gibt noch einen viel tieferen Grund.

Unsere Kultur – oder Unkultur – des Stresses, des Leistungsdrucks, der permanenten inneren Hetze verdanken wir der Überzeugung, daß wir nur ein Leben durchleben können. Und selbst der fleißigste, selbst der begabteste Mensch muß sich am Ende seines Lebens sagen, daß er noch ganz am Anfang seiner Menschwerdung ist, daß er noch unendliche Anlagen in sich trägt, die er nicht hat entwickeln oder ausdrücken können. Jeder Mensch stirbt heute ganz unvollendet und muß sich die Frage stellen: Was wird aus den unendlichen Entwicklungsfähigkeiten, die in meinem Wesen als Mensch schlummern und die sich noch nicht haben entfalten können?

Ich bin davon überzeugt, daß, wenn der Westen an dieser Jahrtausendwende nicht ein Bewußtsein von Wiederverkörperung und Karma erlangt, eine kulturelle Epidemie ungeahnten Ausmaßes von innerer Auflehnung und Zerstörungswut ausbrechen wird. Die Menschen werden nicht wissen, woher das kommt. Die Vorstellung, daß man nur einmal für kurze Zeit auf der Erde lebt, wird im Unbewußten ganz unerträglich werden, weil sie in der Tat mit der Entwicklung des Menschengeistes vollkommen unverträglich ist. Die andere Alternative zum Aggressivwerden ist die Zunahme der Depression und der Resignation, die schon ein bedrohliches Ausmaß erreicht hat.

Da verblaßt dann, was in der Kultur des Materialismus als das Wichtigste angesehen wird: der materielle Erfolg. Er ist ein ganz kümmerlicher Ersatz für die Errungenschaften des Menschengeistes. Welchen irdischen Erfolg hatte denn der Faust? Was hat er äußerlich zustande gebracht? Gar nichts. Selbst die Tat, durch die er dem Wasser Land abgetrotzt hat, ist eine illusorische: Erde gibt es genug, und das von ihm abgedrängte Wasser muß anderswo die Erde zurückdrängen. Oder noch gewaltiger vielleicht kann die Frage sein: Welchen irdischen Erfolg hat derjenige gehabt, der vor zweitausend Jahren zu Tode gebracht wurde? Wo ist da der irdische Erfolg? Der materialistische Mensch müßte sich sagen: Das war ein Fiasko.

«Ach, du warst in abgelebten Zeiten meine Schwester oder meine Frau»

In einer Kultur, wo ein allgemeines Bewußtsein davon entsteht, daß tatsächlich jedem Menschen mehr als nur ein Leben zur Verfügung gestellt wird, erlebt sich der Mensch zunehmend als Künstler, als Gestalter der Geschichte, als Gestalter der Entwicklung der Erde und der Menschheit, als Mitwirkender am ganzen Weltgeschehen. Das Wichtigste für ihn wird sein, was er in seinem Geist wird, in der Pflege der Erkenntnis, in der Übung der Kunst, in der religiösen Verehrung dem ganzen Kosmos gegenüber, den wir heute in unserer materialistischen Kultur vergessen haben.

Und so gibt es im Gesetz der Wiederverkörperung viele Abwechslungen: Nicht nur die, daß man einmal als Mann und einmal als Frau lebt, sondern zum Beispiel auch die andere Grundabwechslung, daß Menschen, die einmal blutsverwandt sind, das nächste Mal in der Regel wahlverwandt werden – eine wunderbare Abwechslung! Denn wenn mir Menschen blutsverwandt sind, was ist da das Einseitige? Daß kein Entrinnen möglich ist, daß es da keine Freiheit gibt: Ich kann meine Mutter niemals auswechseln, um eine andere zu bekommen, und die Eltern können ihre Kinder nicht auswechseln. Gerade weil ich diese Menschen, die mir blutsverwandt sind, in der Unentrinnbarkeit der Naturnotwendigkeit des Blutes erlebe, entsteht karmisch durch das ganze Leben hindurch eine Gesamtsehnsucht als Kraft des Karma, dieselben Menschen das nächste Mal von der Seite der Freiheit zu erleben. Eine wunderbare Ergänzung. So sind meine besten Freunde in diesem Leben in der Regel meine ehemaligen Blutsverwandten aus dem vorigen Leben.

Goethe zum Beispiel hat diese Dinge immer wieder angedeutet. Er war klug genug, nicht ganz offen darüber zu reden, weil die Zeit noch nicht reif war. Alles muß seine Zeit haben. Aber immer wieder finden sich bei ihm Andeutungen. Man schlägt zum Beispiel das wunderbare Gedicht auf, das mit dem Vers anfängt: «Warum gabst du uns die tiefen Blicke»: Da schildert er eine innige Beziehung zu einer Frau, mit der er sich so gut versteht, daß eine vollkommene Entsprechung der beiden Geister, der beiden Seelen erlebt werden kann, und in der Mitte des Gedichts ruft er aus: «Ach du warst in abgelebten Zeiten / Meine Schwester oder meine Frau.» Dies ist bei Goethe nicht nur dichterische Freiheit, es ist bei ihm immer ernst. Wir erleben da eine Ahnung, eine keimende Vermutung, daß das von weit her kommt – so eine tiefe Wahlverwandtschaft zwischen zwei Seelen kann nicht in nur einem Leben erzeugt werden. So wie alles dasjenige, was ein Mensch als ganz einmalig ausgeprägte Individualität geworden ist, nicht in diesem Leben allein entstanden sein kann.

Christliche Gottwerdung des Menschen: nur durch viele Leben möglich

Hier könnte von der Seite des Christentums geschildert werden, was für eine echt christliche Kultur, welch wunderbare Vertiefung und Erneuerung des Christentums gerade durch die Perspektive der Wiederverkörperung entstehen kann. Denn das Christentum droht heute verlorenzugehen. Es gibt immer mehr Menschen, die da keine tragende Kraft mehr erleben. Betrachten wir aber die Grundaussage des Christentums, daß die Gottheit, das Wesen der Liebe, Mensch geworden ist.

Wenn Gott Mensch wird, bedeutet das, daß das Gottsein und das Menschsein einander verträglich sind: sie können zusammen gehen, das ist die Grundaussage des Christentums. Wenn Gott Mensch werden kann, dann bedeutet das, daß der Mensch göttlich werden kann. Im Johannes-Evangelium wird es lapidar und mutig ausgesprochen: Ihr seid Götter! Hier beginnt es aber, zum Beispiel für die Kirche, problematisch zu werden. Wenn gesagt wird: Der Mensch ist dazu berufen, die Gottwerdung in Anspruch zu nehmen, wird sofort geantwortet: Anmaßung! Nur die Kirche hat den Draht, nicht du! Aber da fängt der moderne Mensch erst recht an, Fragen zu stellen. Er sagt: Besteht die Kirche nicht auch aus Menschen? Und wenn diese Menschen behaupten, die Beziehung zum Göttlichen herzustellen, so sagen sie damit, daß der Mensch das Göttliche erlangen kann. Warum denn soll dies nur den einen möglich sein und anderen nicht? Wenn die Gottheit Mensch geworden ist und wenn der Mensch als Ebenbild der Gottheit geschaffen wurde: weshalb muß dann eine Kluft zwischen Mensch und Gott bestehen, die prinzipiell und absolut unüberbrückbar ist, wo Gott doch über diese Brücke gekommen ist?

Wenn der Mensch nur einmal lebt, ist eine Gottwerdung in der Tat unmöglich, das wäre eitle Anmaßung. Selbst der beste Mensch stirbt auf der jetzigen Stufe der Entwicklung sehr weit davon entfernt, die göttliche Stufe des Daseins erlangt zu haben. Wenn der Mensch nur einmal lebt, müssen wir sagen: Die Kluft zwischen Mensch und Gott kann in der Tat nicht überbrückt werden. Wenn der Mensch aber mehrere Lebensläufe zur Verfügung hat, dann wäre gerade der Sinn der wiederholten Erdenleben die reale Möglichkeit, die durch die Menschwerdung Christi jedem Menschen gegeben wird, Stufe um Stufe in Freiheit das alles werden zu dürfen, was uns Christus als göttliche Perspektive des Menschlichen zeigt und in seiner Gnade ermöglicht. Aber das ist – diese Aussage dürfen wir nicht in Überheblichkeit, sondern in Objektivität und aus moralischer Verantwortung unserer Weiterentwicklung gegenüber machen – nur dann möglich, wenn wir davon ausgehen, daß der Mensch mehr als nur einmal leben darf.

Das aber gibt uns auch eine ganz andere Perspektive der Taten Christi, der sogenannten Wunder. Die Wunder mußten, solange man dachte, daß der Mensch nur einmal lebt, bekanntlich so interpretiert werden, daß man sagte: In den Wundern tut Christus Dinge, die nur Gott tun kann, die kein Mensch tun kann. Der heutige Mensch sagt jedoch: Das Wesen der Liebe, Christus, ist in unsere Welt gekommen, um uns in seinen Wundern ständig zu zeigen, was wir alles nicht können – das ist doch keine besondere Liebe, daß er in unsere Welt gekommen ist, um uns zu zeigen, was wir alles nicht können, was allein er kann.

In der Perspektive der wiederholten Erdenleben heißt es: Christus ist gekommen, um uns zu zeigen, was wir im Laufe einer langen Entwicklung alles werden können, nur nicht in einem einzigen Leben. In einem Leben wäre es eine Lüge, denn das können wir nicht, so wie wir jetzt sind. Aber allmählich. Sogar die Auferstehung des Fleisches, die Vergeistigung der Materie wird uns zugetraut – aber nicht in einem Leben, denn das ist das größte der Wunder: eine solche Kraft des Geistes zu entwickeln, welche die Materie spiritualisieren, wirklich vergeistigen kann.

Das wäre die reale Perspektive der wiederholten Erdenleben im christlichen Sinne. Das ist der christliche Sinn der Wiederverkörperung: die unermeßliche Gnade, die dem Menschen gegeben wird, die reale Fähigkeit, Leben um Leben immer mehr die Durchchristung seines Wesens zu verwirklichen.

Daß wir zu wiederholten Malen auf der Erde leben dürfen, um in der Liebe zu allen Wesen uns immer weiter zu entwickeln, daß wir dies dürfen, ist eine viel größere Gnade, als wenn wir es nur einmal dürfen. Nur die Gnade kann uns das Leben und sein Karma zu wiederholten Malen schenken. Die Aufgabe der Freiheit ist, das Beste daraus zu machen. Wir sehen also, daß sowohl Wiederverkörperung und Karma als auch die Freiheit des Menschen ein viel gewaltigeres und liebevolleres Wirken der Gnade voraussetzen. Immer wieder taucht das Mißverständnis auf, als ob Karma und Freiheit die Gnade der Gottheit in Abrede stellen würden. Das Gegenteil ist wahr.

Wiederverkörperung als Treue zur Erde und zur Menschheit

So betrachte man die christliche Aussage, daß es kein privates Heil geben kann, daß keiner von uns allein erlöst werden kann, sondern daß wir alle zusammen eines Leibes sind, daß alle Menschen ein einziger geistiger Organismus sind. Wie kann ein Mensch ehrlich behaupten, daß er im Organismus der Menschheit drinnen ist, wenn er nur einmal auf der Erde ist und dann nie wieder mit der Menschheit auf der Erde zu tun hat? Die Wiederverkörperung kann durchaus als Treue zum geistigen Leibe Christi gesehen werden, als Entscheidung, alles mitzumachen, was die Menschen auf Erden durchmachen, als Entscheidung, nicht erlöst werden zu wollen, ohne daß alle Menschen mit erlöst werden. Es würde zu weit führen, diese Dinge hier ausführlicher zu besprechen.

Eine Grundaussage des Christentums und der Kultur des christlichen Abendlandes ist es, daß Christus aus der Erde seinen Leib gemacht hat: Die Erde ist der Leib Christi. So, wie die Menschheit sein geistiger Leib ist, so ist die Erde sein physischer Leib im ganz realen Sinne. Dies ist mein Leib, sagt er zum Brot, dies ist mein Blut zum Wein. Die Wiederverkörperung ist so gesehen die christliche Treue zum Leibe Christi: die Treue zur Erde als die Treue zum Christuswesen selbst. Sie ist die liebevolle Entscheidung, immer wieder auf die Erde zurückzukehren, um der Erde die Treue zu halten, weil der Mensch als christlicher Mensch weiß: Ich kann niemals eine reale Entwicklung in Anspruch nehmen, es sei denn, ich nehme alle meine Schwestern und Brüder – wie Franz von Assisi sie ansprach – mit: die Pflanzen, die Tiere, die Steine, die ganze Erde, die Natur, diese Schöpfung, die das große Opfer dargebracht hat, sich zur Grundlage meiner Entwicklung zu machen. Die Spiritualisierung aller Materie wäre zugleich – in einer linearen Entwicklung – das Ende der Wiederverkörperungen, weil es dann keine materiellen Körper mehr gibt.

Ich kann mich nur in der Liebe zur Erde durchchristen, weil Christus aus der Erde seinen Leib gemacht hat. Die

Liebe zur Erde ist die Entscheidung, immer wieder dorthin zurückzukommen, wo die Pflanzen sind, wo die Tiere sind, wo die Steine sind, um sie zu lieben, um die Auferstehung des Fleisches gerade dank der Wiederverkörperung zu erleben und mitzubewirken. Das Christentum selbst steht so gesehen an einer kulturellen Schwelle an dieser Jahrtausendwende, wo es um den Untergang oder die Rettung des Christentums selbst geht. Denn wenn die Erde der Leib Christi ist, so bedeutet der Gedanke, daß man nie wieder auf die Erde zurückkehrt, eine Untreue Christus gegenüber.

Eine menschheitliche Kultur für alle Völker und für alle Religionen

Wenn wir diese Gedanken über das wunderbare Gesetz der Entwicklung, diese unendlichen Chancen der Freiheit durch die wiederholten Erdenleben, heute denken, so verstehen wir, daß es keine Möglichkeit gibt, eine universelle Kultur in der ganzen Menschheit zuwege zu bringen, die uns alle einigt, es sei denn, wir besinnen uns auf diese objektiven und universellen Grundgesetze der Entwicklung. Denn diese Grundgesetze, dieses Wunderbare der wiederholten Erdenleben und des Mysteriums des Karma und der Freiheit, ist verträglich mit allen Religionen, verträglich mit allen Kulturen.

Die Dinge, die wir hier sagen, könnten genausogut in Japan oder in Indien, in China oder in Amerika gesagt werden: Entweder sind sie universell gültig, oder sie taugen nicht für die nächste Stufe der Entwicklung der Menschheit: für eine Kultur der Universalität, die jenseits jeder partikulären Religion oder Kultur ist, wo wir eine Sprache sprechen, die rein menschlich ist und die uns alle vereinigt auf der ganzen Erde als positive Gegenkraft zu allem, was die Menschheit heute zersplittert. Und das würde heißen, daß wir den Mut aufbringen, die kopernikanische Wende zu überwinden, wo die Menschheit nun fünfhundert Jahre wie in einer Hypnose des Materiellen gelebt hat – das war einerseits schön, aber wiederum sehr einseitig.

Die Erforschung der physischen Welt, die Erweiterung der Horizonte durch Wissenschaft und Technik, all die positiven Errungenschaften wollen wir behalten, genauso aber müssen wir sehen, daß dies mit einer gewissen Oberflächlichkeit des Menschen einhergehen mußte. Diese Kultur des Materialismus, der Fixierung auf das Materielle, hat den Menschen zugleich oberflächlich gemacht. Von den tiefen Mysterien seines Lebens, von seinem Woher und Wohin, weiß der heutige Mensch fast nichts. Er ist absolut kompetent für die physische Welt und ein wahrer Analphabet, was das Übersinnliche angeht. Das ist das Resultat der ersten kopernikanischen Wende.

An der Jahrtausendwende haben wir die Möglichkeit zu einer neuen Wende: Durch die Besinnung auf die Gesetze der inneren Entwicklung des Menschengeistes und der Menschenseele, durch Besinnung auf Wiederverkörperung und Karma eine Kultur, eine menschheitliche Kultur einzuleiten, wo wir nun die andere Seite, den anderen Pendelschlag in Anspruch nehmen: nach der Veräußerlichung durch Erweiterung und Oberflächlichkeit jetzt eine Kultur der Vertiefung und der Verinnerlichung zu schaffen. Eine Menschheit mit einem Bewußtsein von Wiederverkörperung und Karma wird eine Menschheit sein, die den Menschen und den Umgang der Menschen miteinander unendlich vertieft und verinnerlicht.

Der Mensch hört da auf, das Materielle für alles zuständig zu machen, was ihm geschieht, um nur zu klagen und depressiv oder resigniert dahinzuleben. Er wird das Materielle als Grundlage betrachten, aber er wird sich in seiner Gesamtentwicklung und in seiner Freiheit als ewiger Geist erleben und sich verantwortlich machen für seine Entwicklung, und er wird sich sagen: Die Ursache dafür, daß mir dieses oder jenes passiert, liegt nicht im Äußerlichen: *Ich* selbst bin die Ursache. So wie ich bis jetzt durch Gnade und Freiheit schon alles mögliche geworden bin, so habe ich mir für dieses Leben die Bedingungen geschaffen, um in meinem Wesen, in meiner Innerlichkeit, in den Tiefen meines Geistes auch das noch zu werden, was ich bis jetzt noch nicht habe werden können. – Schaffen wir an der Jahrtausendwende eine allgemein-menschliche, universelle Kultur der Verinnerlichung und Vertiefung des Menschen.

Weiterführende Literatur

Rudolf Steiner, Wiederverkörperung und Karma und ihre Bedeutung für die Kultur der Gegenwart (Gesamtausgabe Bd. 135), 4. Aufl. Dornach 1989. Auch als Taschenbuchausgabe erhältlich (Goldmann-Taschenbuch in der Reihe *Grenzwissenschaften Esoterik*).